JOAN

Una guida per

DONNE

con

ADHD

Le mie semplici strategie
per dominare il caos

Traduzione di Anna Dazzi

Kindle edition:

Joan Wilder
Boston, MA
joan.wilder@gmail.com

SOMMARIO

COME CI SI SENTE... *5*

CAPITOLO 1 - Seguire alcune semplici regole *13*

   Chi soffre di ADHD possiede abilità straordinarie: un valido motivo per imparare ad affrontare le difficoltà quotidiane. *13*

   Rendere più semplice *17*

   Lasciare andare il perfezionismo *19*

   Imparare a chiedere aiuto: un compagno di ADHD, un coach professionista, o un'altra relazione di supporto *20*

   Prendersi pienamente cura di se stesse *23*

   Creare la propria cassetta degli attrezzi personalizzata, scegliendo quello che può essere più utile *26*

Accettarsi... *27*

CAPITOLO 2 - Principali aree critiche e utili rimedi: strumenti, strategie, tecniche e altri supporti... *29*

Difficoltà a stabilire le priorità........................... *29*

Distrarsi e divagare *35*

Difficoltà a portare a termine le cose e a mantenere la motivazione.. *38*

Perdere le cose.. *44*

Il ritardo cronico.. *48*

Difficoltà a prendere decisioni e a scegliere............ *51*

Sentirsi sovraccariche *54*

L'impulsività *60*

La procrastinazione: non riuscire a fare qualcosa, qualunque essa sia... *63*

CONCLUSIONI *67*

ALTRE FONTI *70*

Libri.. *70*

Siti web, app e blog.. *72*

NOTE SULL'AUTORE.................................... *75*

COME CI SI SENTE

Mi sveglio e comincio: mille idee, altrettante decisioni, infiniti stimoli. Tutto va in mille direzioni diverse, tutto nello stesso momento.

Di una cosa sola sono certa; prenderò un caffè. Poi si vedrà.

Il mio non è il classico lavoro con orario standard 9/17 perciò non ho una vera routine, che per una come me è una cosa positiva, ma anche negativa. La parte migliore è avere la libertà di fare quello che voglio; quella peggiore è che non avere orari fissi mi rende vulnerabile e questa libertà espone la mia mente ad un sovraccarico di infinite opzioni, possibilità e stimoli che sommergono la mia mente... Così finisco per esserne sopraffatta e mi ritrovo a non fare più nulla.

Talvolta il caffè mi proietta in una bella giornata. Ma quando mi sento giù di tono, divento ansiosa perfino durante il caffè, e mi sento in colpa perché non sto facendo questo o quello; e penso a quello che invece dovrei fare…...

Dovrei… dovrei… Prima di tutto dovrei meditare… dovrebbe venirmi in mente, perché lo so che è utile. Ma se ho una giornata storta, so già che non avrò voglia di restare incollata a quel tipo di meditazione che più o meno utilizzo già da un po'. Allora penso che forse un altro metodo sarebbe migliore e, prima di rendermene conto, sto già esplorando le app di meditazioni guidate sul mio cellulare. Una volta trovato il percorso giusto, mi ci butto di corsa.

Oh sì….una bella corsa; ecco cosa mi farebbe bene! Mi ricordo improvvisamente che avevo deciso che se non vado prima in palestra – intendo, come prima cosa da fare nella giornata - basta, non ci vado più. Quindi, lasciamo stare la meditazione: stamattina voglio andare in palestra, non voglio deludermi ancora una volta.

Oh mio Dio, ma la mia cucina è un caos. E devo trovare un vestito adatto alla riunione di lavoro di oggi pomeriggio. Poi devo stampare i documenti da portare con me - ma ci sarà abbastanza inchiostro nella stampante? Devo anche prenotare quei due appuntamenti dal dottore e spostare quell'altro. E poi devo fare una ricerca sulle stampanti laser; queste stampanti a getto d'inchiostro sono veramente una schifezza! Ah, devo anche passare al nuovo ristorante della mia amica: dovrei portarle qualcosa… Ecco che la diga dei pensieri si spalanca; sono così tanti che non riesco a prenderne nota abbastanza in fretta: rispondere al mio editore al massimo entro mezzogiorno (Cosa avevo deciso di dirle? Dove sono finiti i miei appunti?); chiamare la zia Cristina; iniziare a scrivere quell'articolo (quand'è che devo consegnarlo?); inventarmi qualcosa per la cena di stasera; prendere un biglietto di auguri per mia nipote; e anche il regalo di compleanno per mia sorella…

STOP. Respira!

Okay, ho deciso. Andrò solo in palestra. Poi le cose gireranno per il verso giusto. Una giornata iniziata con la palestra è sempre una buona giornata.

Prima di indossare la tuta, non posso fare a meno di

afferrare il nuovo top che ho appena ricevuto per posta e me lo provo. E' veramente troppo piccolo. Cavolo! Me lo strappo di dosso e, mezza nuda, senza pensare, afferro dallo scaffale il mio set di perline e infilo due perle nella collana che avevo già mezzo iniziato, prima di essere distolta da qualcos'altro.

In quel paio di minuti che mi ci vogliono per vestirmi, apro una fantastica disputa tra me e me per decidere se sia meglio fare semplicemente una camminata in quartiere o andare in palestra. Anzi, mi dice una vocina nella testa, dovresti proprio comprarti un tapis roulant; sarebbe tutto più semplice. Ce ne sono tantissimi su Subito.it, penso, mentre prendo il mio computer...

No, no, e poi no!

❊ ❊ ❊ ❊

Riesci a seguirmi? Se ti senti spesso sovraccarica, impulsiva, confusa o disorganizzata, non sei sola. Tra il 4 e l'8 percento della popolazione adulta mondiale soffre di ADHD (Attention Deficit Hyperactivity Disorder o Disturbo da Deficit di Attenzione e Iperattività); e gli esperti stimano che vi siano migliaia di soggetti non ancora diagnosticati.

A tutti può succedere di provare, magari in forma più lieve, quello che provano le persone con l'ADHD. Quindi, anche se non hai mai ricevuto formalmente una diagnosi, potresti avere a che fare con sintomi da deficit di attenzione, probabilmente a causa di qualche fattore stressante (ormoni post-partum, sindrome premestruale, menopausa, sensibilità alimentare). In tal caso, questo libro potrebbe rivelarsi utile anche per te

La principale divergenza che contraddistingue l'ADHD e che genera comportamenti logoranti, consiste proprio nella difficoltà a controllare l'attenzione e la concentrazione. Questo rende molto difficile la pianificazione e l'organizzazione in generale, ma produce anche effetti sulla regolazione e sulla gestione del tempo, del denaro, degli impegni e degli effetti personali, nonostante il fatto che chi soffre di ADHD sia spesso una persona molto brillante, intuitiva, creativa e dotata di grande inventiva. Questi aspetti generano una serie di comportamenti tipici: senso di confusione nel portare a termine le cose, smemoratezza, difficoltà a stabilire le priorità di necessità e bisogni, ma soprattutto a dedicarsi a ciò che veramente si desidera fare.

Talvolta penso che avere l'ADHD sia come far parte di una meravigliosa orchestra, piena di musicisti eccellenti ma con un direttore un po' sbadato!

Oltre ad avere un'attenzione incostante, chi soffre di ADHD ha anche la mente estremamente recettiva ad un immenso numero di informazioni provenienti dall'ambiente, e spesso ha anche la sensazione che sia urgente e necessario fare o dire qualcosa su tutto. In risposta agli stimoli ambientali, la mente produce continuamente idee e pensieri appassionati, che in quel momento diventano talmente importanti che qualunque precedente attività o pensiero improvvisamente esce dal radar. Questa sensazione di urgenza è legata all'impulsività, un'altra caratteristica dell'ADHD.

Questo breve libro si concentra proprio sui disagi legati agli aspetti dell'ADHD, e su alcune tecniche che ti potranno essere utili per poterle gestire e controllare. Sebbene sia stato scritto pensando alle donne con ADHD, questi strumenti saranno efficaci anche se le tue difficoltà sono meno impegnative o solo temporanee.

Alcuni degli aspetti più comuni e maggiormente

problematici dell'ADHD sono:

- Difficoltà a stabilire le priorità

- Predisposizione ad essere facilmente distratti da idee e sensazioni che disturbano la concentrazione

-Difficoltà a portare a termine ciò che ieri sembrava così stimolante

-Tendenza a smarrire oggetti di uso quotidiano indispensabili, come cellulare, chiavi o portafoglio

-Tendenza a ritardare, a perdere la cognizione del tempo, o a non avere abbastanza tempo per portare a termine gli impegni in modo adeguato

-Difficoltà a decidere e a scegliere

-Tendenza a sentirsi sopraffatti da impegni complicati e inevasi, o da ambienti eccessivamente stimolanti

-Tendenza a reagire impulsivamente con idee e azioni che ci allontanano dai nostri obiettivi

-Procrastinazione di compiti imprescindibili o di progetti importanti

-Tendenza a cambiare spesso idea.

Ti sembra che qualche punto in questo elenco stia parlando di te? O forse tutti? Se vuoi puoi andare direttamente ad una particolare sezione del libro, se trovi qualcosa che ti ispira, ti motiva, oppure ti aiuta. Ti invito a sfogliarlo, e se pensi che non te la senti di leggere, puoi persino partire dalla fine. Strumenti e strategie sono riportati in grassetto; in questo modo spero che sarà per te più semplice riuscire ad individuare ciò che ti può essere più utile.

Il Capitolo 1 riporta sei principi generali applicabili a tutti gli aspetti, mentre il Capitolo 2 ti condurrà attraverso una serie di aree critiche e problematiche tipiche dell'ADHD. In entrambe le sezioni troverai strumenti e strategie che rispondono a ciascuna di esse.

CAPITOLO 1

SEGUIRE ALCUNE SEMPLICI REGOLE

Chi soffre di ADHD possiede abilità straordinarie: un valido motivo per imparare ad affrontare le difficoltà quotidiane.

Al di là di quelle che sono le vere e proprie difficoltà da affrontare, chi soffre di ADHD, è spesso una persona autentica, creativa, estrosa, intuitiva e particolarmente brillante.

Nel mio mondo in particolare, **le donne con l'ADHD**

sono quelle donne con una marcia in più! Mi sono sempre sentita attratta da loro e dalla loro amicizia. Adoro la loro mente fluida, il loro intuito, la loro creatività al di fuori dagli schemi, il fatto che riescano a volare dappertutto senza mai perdere il filo. Amo il fatto che abbiano sempre mille idee e siano in grado di cogliere collegamenti e percorsi invisibili ad altri, sintetizzandoli e collegandoli all'istante. Per non parlare poi della loro abilità nel farsi venire un'idea geniale da un cavolo di nulla! Il nostro mondo è pieno di individui con l'ADHD, ed è più ricco proprio per merito loro! Sono grandi oratori, artisti, inventori, innovatori, commedianti o illustri pensatori.

Un tempo avevo un'analista straordinaria che aveva l'ADHD. Era spesso in ritardo agli appuntamenti, anche se mi chiamava sempre al cellulare per avvertirmi del ritardo e per scusarsene.... A me però non importava doverla aspettare perché era veramente brava. Alla fine della nostra prima seduta fece una specie di sintesi di quello che mi aveva sentito raccontare. Ma in realtà quello che disse era molto di più di quello che avevo detto io. Dal mio racconto, lei aveva compreso quanta strada avevo fatto fino ad allora, ma il significato che lei aveva dato alle mie parole era molto più articolato, profondo e completo. Capii allora, in un attimo, quanto questa donna fosse incredibilmente intuitiva e quanto prezioso fosse il suo talento. Fu così ad ogni nostro incontro, e per me lei è stata un aiuto prezioso. Devo dire che ho notato le sua stesse abilità in molte altre donne con l'ADHD.

Questo non significa che avere l'ADHD non sia una bella gatta da pelare! Dover lavorare sodo su attività che gli altri svolgono con poco sforzo, può farci sentire come se stessimo nuotando contro corrente. **E la cosa peggiore** è **che quasi nessuno riesce realmente a comprendere la tua difficolt**à, **se non tu:** quando cerchi di spiegare perché non ti sei occupata delle tasse neppure questa settimana, anche se avevi giurato che l'avresti fatto, certamente non susciti simpatia, e tantomeno comprensione.

L'ADHD rappresenta un vero problema che ha origine proprio nel nostro cervello, e che rende difficile mantenere il centro dell'attenzione o spostarlo in maniera flessibile. Purtroppo, la maggior parte delle persone ignorano l'esistenza dell'ADHD. E non riescono ad essere comprensive quando ad esempio dimentichi di fare qualcosa, come invece farebbero se tu avessi l'influenza o, che Dio ce ne scampi, una malattia più grave. Meglio sarebbe se noi per prime prendessimo coscienza di questo nostro deficit di attenzione, riconoscendolo e dandogli un nome. Allora potremo essere in grado di spiegarlo e di parlarne anche ai nostri amici e alla nostra famiglia. E soprattutto potremmo gestire al meglio le nostre energie e rendere le nostre vite più semplici, utilizzando strumenti o tecniche, proprio come quelli illustrati in questo libro.

Le sfide che affronta chi soffre di ADHD sono condivise da alcuni talenti a livello internazionale: musicisti come Justin Timberlake e Solange Knowles, rinomati giornalisti come Lisa Ling e Katherine Ellison, atleti olimpici come Michael Phelps e Cammi Granato, imprenditori come Paul Orfalea (fondatore di Kinko's) e Richard Branson (Virgin Atlantic). Ci sono anche testimonianze secondo cui perfino grandi personalità come Galileo Galilei, Thomas Edison, Agatha Christie, e Virigina Woolf erano affette da ADHD.

Le persone con ADHD sono persone straordinarie, vivaci e preziose; per questa ragione quando riescono a gestire e controllare i loro aspetti più difficili, la gratificazione è davvero grande.

Rendere più semplice

Io cerco di fare del mio meglio per rendere tutto il più semplice possibile. Che in questo mondo sembra quasi una barzelletta! Eppure, esistono dei metodi per rendere le nostre vite più facili, che aiutano a **mettere limiti al grande numero di compiti, impegni, oggetti, spazi e anche al tempo**. Questi metodi ci consentono di indirizzare, utilizzare e focalizzare al meglio la nostra particolare capacità di attenzione.

Ridurre il numero di opzioni disponibili aiuta a semplificare. Avere meno vestiti, per esempio, rende più semplice decidere cosa indossare. Io cucino parecchio, e ho imparato a **ridurre la quantità di utensili in cucina che possiedo, persino le padelle, le casseruole e le zuppiere**. Anche **liberarsi di vecchie foto, ed organizzare quelle a cui veramente tengo** si è rivelato un arduo compito, ma ci sto lavorando! (Vorrei avere le mie foto in formato digitale per poterle trovare facilmente; non voglio più scatole piene di foto che non guarderò mai). Ho **poche lenzuola**: due set per ciascun letto ed un paio di extra per gli ospiti. Prima ne avevo un'accozzaglia, che di per sé non sarebbe un problema, a patto che le accozzaglie non disturbino.

A me decisamente disturbano.

Potresti rendere più semplice la tua vita **pianificando tutte le attività periodiche nello stesso giorno e alla stessa ora**. In questo modo non dovrai stressarti a dover decidere se e quando andare al negozio di frutta e verdura, perché avrai il tuo giorno dedicato, come se fosse inciso nella pietra. Probabilmente all'inizio potrà essere difficile restare fedele al tuo impegno (potresti anche cambiare idea sul fatto che un'idea possa essere buona!). Ma se riesci a credere che impegnarti a fissare un orario ed un giorno prestabilito per un particolare impegno settimanale potrebbe esserti di aiuto, allora decidi di lavorare su questo; fallo come se fosse tutto per te, per almeno un paio di mesi. Con questo intendo che devi coltivare questo sforzo attribuendogli una grande importanza nella tua mente, finché non diventerà un'abitudine. **Questo è il metodo che ho utilizzato per ciascuna delle strategie adottate: una alla volta, un giorno alla volta, fino a che non è diventato un automatismo.**

Gestire l'ADHD nella quotidianità significa che dobbiamo lavorare sulle 'life skills', cioè quelle abilità e capacità necessarie per la vita che la maggior parte delle persone considera scontate. Ad esempio, **eliminare gli oggetti estranei dal tuo spazio vitale e assegnare un posto ad ogni cosa** richiede un grande sforzo. Ma se riesci a farlo, non dovrai più decidere ogni volta dove ficcare le cose quando devi riordinare: ogni oggetto avrà la propria collocazione, così dovrai solo rimetterlo allo stesso posto. Facile, no?

Ciascuna delle strategie di cui parlerò nel prossimo capitolo di questo libro ti aiuteranno a semplificare alcuni aspetti della tua vita, così da poter rendere le cose più facili da gestire. **Ricordati di mantenere semplice anche il metodo che scegli**: non rendere la soluzione più complicata del problema. Potresti iniziare con quello che più ti sembra più adatto a te e lavorarci, finché non vedi che per te funziona.

Lasciare andare il perfezionismo

Ho un'amica che è molto brava a riconoscere quando ha bisogno di aiuto. Peccato che di solito decide che la persona 'giusta', l'unica realmente in grado di aiutarla, sia un esperto nazionale di alto profilo che non è della zona, non accetta più clienti, oppure è troppo costoso.

Il risultato? Finisce che non riesce a trovare nessuna assistenza, sebbene proprio la sua città sia piena di professionisti che farebbero al caso suo, dispostissimi a lavorare con lei anche domani mattina.

Il perfezionismo, proprio come in questo caso, è un tranello della mente che rischia di tenerci bloccati. E' molto utile **ricordarsi di cominciare da dove sei e con quello che hai.**

Non cercare la tecnica perfetta, la dieta perfetta, l'outfit perfetto, il lavoro perfetto, la programmazione o il sistema perfetto. E' uno standard impossibile. Cerca quello che in questo momento sei in grado di usare, fare, ottenere, affrontare, chiedere o comprendere.

Imparare a chiedere aiuto: un compagno di ADHD, un coach professionista, o un'altra relazione di supporto

Un interessantissimo articolo firmato dal giornalista David Dobbs, apparso sulla rivista 'The Atlantic' nel numero di dicembre 2009, conferma sostanzialmente quello che ho sperimentato su me stessa, e che ho notato anche negli altri per anni.

L'articolo presenta una nuova ipotesi su cui stanno lavorando alcuni ricercatori, relativamente alle persone che possiedono i geni associati all'ADHD, alla depressione, ai disturbi d'ansia, e/o altre simili problematiche. Parte degli studi precedenti sosteneva che questi geni 'cattivi' riproducano vissuti e comportamenti negativi se attivati da situazioni stressanti, confermando quindi quanto sia la natura che l'ambiente siano determinanti nel condizionare la nostra esperienza di vita.

Questa nuova teoria prende invece in considerazione l'ipotesi che questi geni siano sensibili anche ad un ambiente esterno costruttivo ed incoraggiante, assumendo quindi che queste particolari vulnerabilità genetiche esprimano una elevata sensibilità e reattività non solo agli effetti delle esperienze di vita negative, ma che anche in risposta a quelle positive.

In sostanza, quello che i ricercatori hanno scoperto è che chi come noi ha questo tipo di sensibilità genetica risponde in modo straordinariamente

efficace ai condizionamenti positivi. **Quindi tutti gli interventi positivi, in altre parole ogni forma di aiuto, permetteranno alla persone con vulnerabilità genetiche come l'ADHD di eccellere, arrivando anche a distinguersi rispetto alle persone che non hanno gli stessi marcatori genetici!**

Si chiama *effetto orchidea*, perché l'orchidea, diversamente da altre piante più robuste, è molto sensibile e non cresce senza un'attenta cura. Se l'orchidea viene ben curata, essa fiorisce in modo straordinario, dando vita ad una varietà incredibile di splendidi fiori, che conservano la loro bellezza per mesi.

Per me tutto questo non è altro che la conferma di ciò che ho rilevato, e cioè che **le donne che soffrono di ADHD, *se supportate*, possono eccellere sulla media degli individui che non hanno l'ADHD.**

Perciò non ti isolare. Non lasciarti sopraffare dalla vergogna. E con la fragile audacia di chi è veramente coraggiosa, **chiedi aiuto.**

Puoi cercare aiuto e supporto in tanti modi diversi. Anche io l'ho fatto. Ho iniziato un percorso di psicoterapia, ho individuato un terapeuta, un **coach ADHD**, che ha lavorato con me aiutandomi a riordinare le idee, ad impostare delle strategie e a seguirle in modo stretto. Ho trovato un **compagno di ADHD** (casualmente, era un professore del College) con cui condividere periodicamente le difficoltà e i progressi. E ho spesso chiesto aiuto alla famiglia e agli amici; molte volte, quando mi sento bloccata, anche una breve connessione – un semplice messaggio o una chiacchierata – può bastare per incoraggiarmi o motivarmi ancora. E le persone sono felici di aiutare!

Prendersi pienamente cura di se stesse

Indipendentemente da quali sono le tue difficoltà, prenderti cura di te stessa è fondamentale.
E poiché il cervello è parte del tuo corpo, **qualsiasi cosa tu faccia per nutrire e tenere in esercizio il tuo corpo, ti aiuterà anche ad alleviare i tuoi disturbi**.

Io non sono un medico, ma qualsiasi mamma o insegnante potrà dirti che fare una colazione con troppi zuccheri (o addirittura saltarla completamente), metterà fuori uso la tua concentrazione. Studi scientifici hanno dimostrato che i carboidrati, soprattutto il glutine, si sono rivelati altamente responsabili di disturbi come l'annebbiamento mentale, o peggio. Trova l'alimentazione giusta per te, ed inizia da questo cambiamento. Un cervello ben nutrito lavora meglio.

Un movimento regolare, meglio se all'aria aperta, aiuta veramente molto. Molti studi hanno dimostrato che l'esercizio fisico è un trattamento di prima scelta per l'ADHD e i disturbi ad esso connessi.

Ma perché all'esterno? Si chiama *effetto green-time*. **Trascorrere del tempo in mezzo alla natura** riduce in modo significativo i sintomi nei bambini che soffrono di ADHD. E funzionerà anche per te. Anche se non puoi fare movimento all'aria aperta, esci appena ne hai la possibilità. Jane McGonigall, nel suo libro 'Superbetter' riporta alcune testimonianze secondo cui persino guardare dalla finestra anche solo per 30 secondi aumenta la capacità interiore di resilienza. E' un metodo veramente potente.

Ma soprattutto, **dormire è fondamentale**. La mancanza di sonno causa di per se stessa sintomi da ADHD. Rallenta i tempi di reazione esattamente come quando si è in stato di ebbrezza. Alcuni esperti sostengono che perdere anche solo un'ora di sonno al giorno per una settimana può far diminuire il proprio quoziente intellettivo! Te lo puoi permettere? Io no.

Quando si è riposati, tutto funziona meglio. La concentrazione e la memoria lavorano meglio. Aumenta anche l'energia e l'autocontrollo. Ci si nutre in modo più sano, si fa più attività fisica, ci si sente meno stressati, ed è quindi più facile gestire anche tutti quei problemi legati al peso corporeo.

A seconda dell'importanza dei tuoi sintomi, **cerca supporto da uno psichiatra esperto nel campo o da uno psicofarmacologo, così da poter esplorare se l'utilizzo di farmaci ti fa stare meglio**. Non funziona per tutti, ma per molte persone può essere d'aiuto. Personalmente, non tollero neppure la dose minima del farmaco Adderall, uno dei principali farmaci prescritti per l'ADHD. Mi fa andare veramente troppo veloce, e poi crollo pesantemente. Ma sono fortunata perché il mio psicofarmacologo riconosce **l'efficacia anche di un dosaggio off-label**. Molte volte, apro una capsula di Aderall e verso minuziosamente una quantità pari a 15 granuli. Praticamente c'è bisogno di una lente d'ingrandimento per contarli! Ma quella minuscola dose per me è di aiuto. Penso che una capsula di Aderall contenga 200-300 granuli....sembra impossibile che una capsula mi possa bastare per settimane, ma è proprio così.

Creare la propria cassetta degli attrezzi personalizzata, scegliendo quello che può essere più utile

L'utilizzo di strumenti – tecniche, metodi e supporti– è la chiave per avere il controllo su te stessa e creare una vita equilibrata.

Ognuno funziona in modo differente: non tutti gli ADHD hanno le stesse difficoltà.

Per esempio, io ho sintomi dell'ADHD a palate, tuttavia non sono cronicamente in ritardo, non perdo le chiavi o il cellulare, non dimentico mai un appuntamento. Una delle mie miglior amiche invece non riesce, ma proprio non ce la fa, a trasferire la lista delle cose da fare in un piccolo taccuino, semplicemente perché non riesce ad usare il taccuino! Un'altra carissima amica, una divertente e amabile donna d'affari di successo, è una perenne ritardataria. So perfettamente quanto ce la metta tutta e quanto si senta a disagio per questo, ma resta ancora il suo flagello.

Quindi, anche se tutte abbiamo l'ADHD, ne possiamo condividere alcuni aspetti, ma non tutti. Ad esempio, c'è chi non deve combattere costantemente con l'indecisione, come invece capita a me, quando mi trovo persa nei grandi magazzini o quando non riesco a mantenere i contatti con amici e familiari.

Le tue sfide sono solo tue, quindi **quando consulterai gli strumenti di questo libro, semplicemente seleziona quello che ti salta all'occhio. Provalo, e se ti è di aiuto, restaci incollata**. Vedrai che in breve tempo anche altri aspetti della tua vita inizieranno a migliorare. Alla fine, riuscirai a farti una bella scorta di attrezzi personali con cui lavorare e che ti serviranno a creare un forte sistema di resilienza.

Accettarsi

Credimi, alla fine quasi tutti hanno qualcosa che non

va. E' la vita. Perlomeno noi, sull'ADHD possiamo lavorarci. Inoltre, **l'accettazione rimuove quello strato supplementare di energia negativa che rende tutto più difficile.** L'accettazione rende più semplice concentrarsi sulle soluzioni perché non devi combattere la tua autocommiserazione, la rabbia, o qualsiasi altra forma di negatività che avvolge le tue difficoltà. I terapeuti, i coach, i compagni di ADHD, e gli amici possono aiutarti in questo lavoro di accettazione dei tuoi aspetti difficili.

PRINCIPALI AREE CRITICHE E UTILI RIMEDI: STRUMENTI, STRATEGIE, TECNICHE E ALTRI SUPPORTI

Difficoltà a stabilire le priorità

La mia prima diagnosi di ADHD avvenne quando, dopo un anno di terapia, il mio analista esclamò all'improvviso: "Oh mio Dio, Joni, tu hai l'ADHD: non sei in grado di distinguere tra ciò che è veramente importante per te da quello che invece non lo è affatto!"

E aveva ragione. Quando mi sento poco centrata, mi capita di perdermi nelle cose di tutti i giorni e di trovarmi a dedicare facilmente la stessa energia ad ognuna di esse, indipendentemente dal fatto che per me siano irrilevanti o molto importanti. Che non è esattamente il modo in cui vorrei passare la mia vita.

Ma quali sono le cose importanti nella vita? È una questione veramente molto soggettiva. Stephen Covey, il compianto guru, esperto nella gestione del tempo, ha esposto alcuni principi che aiutano a chiarire la questione, **cercando di fare luce sulle differenze tra ciò che è importante da ciò che è urgente.** Troppo spesso io confondo questi due concetti.

Le cose importanti sono quelle che, se portate a termine, ti porteranno a raggiungere ciò che veramente ha valore e che vuoi realizzare nella tua vita. Quelle cose di cui, sul tuo letto di morte, essere fiera e grata di essere stata in grado di realizzare.

Le cose urgenti invece possono essere irrilevanti, e spesso lo sono davvero – nel senso che non serviranno a nulla di importante: come ad esempio passare tutto il pomeriggio in fila alla Motorizzazione per rinnovare la patente, solo perché non hai spedito i documenti.

Se vuoi cominciare ad impiegare le tue energie per le cose importanti impara ad identificare le tue priorità.

Ci sono priorità che riguardano l'intera esistenza e priorità che riguardano solo il quotidiano.

Le priorità che riguardano la vita sono tutte quelle cose che per te sono più importanti, e possono essere riferite alla stagione o all'anno in corso, ma anche a periodi più lunghi: essere amorevoli con la famiglia e gli amici o prenderti cura della tua salute, lavorare sul tuo ADHD, fare una pianificazione finanziaria oppure iscriverti all'università, e così via…

Tuttavia, anche quando hai identificato le priorità della tua vita, spesso non riesci a realizzarle perché non sei in grado di individuare quali siano le priorità quotidiane. Per riuscire a farlo, **dovrai quindi scomporre queste priorità maggiori in piccole azioni quotidiane.**

Spezzettare le cose in piccoli passaggi è solitamente una tecnica molto elementare, che però chi soffre di ADHD trova spesso molto difficile fare in modo spontaneo.

Quando non si è in grado di identificare le priorità

quotidiane, si finisce con il rimbalzare da un impegno a un altro, come una pallina da ping-pong rispondendo a qualsiasi richiamo ci appaia. Se un amico ci telefona, non possiamo non rispondere. Se improvvisamente pensiamo che è ora di prendere dei nuovi cuscini, non possiamo fare a meno di mollare tutto per andare a comprarli. Se abbiamo precedentemente trascurato di occuparci di documenti e bollette, o di dedicarci ai compleanni dei nostri cari o ad altre necessità, finiamo in corse folli per rimediare. E' come spegnere un incendio. E' curioso, perché molti di noi sono efficientissimi nello spegnere questi incendi, principalmente perché quando il compito da svolgere è imminente, esso ci appare così chiaro e definito, che ha l'effetto di affinare la nostra attenzione e finalizzare la nostra concentrazione, dandoci una sensazione di tranquillità.

Tanto è vero che molte persone con l'ADHD amano proprio questo tipo di stimoli, che ricordano molto un inseguimento veloce.

Nessuno sembra conoscere le origini della storia che vi sto per raccontare. Mi è capitato di leggerla molte volte, anche nel libro di Stephen Covey 'Le prime cose al primo posto' ('First Things First' S.R.Covey-A.R. Merrill – R.R. Merrill). Essa spiega in modo chiaro l'importanza delle priorità e come le nostre priorità quotidiane dipendano dall'individuazione delle priorità maggiori, che sono riferite alla vita, cioè a tutto ciò che ha a che fare con i valori, gli obiettivi e le cose che sono per noi più importanti.

La storia racconta di un insegnante che, preso un grande contenitore di vetro vuoto, lo mostrò ai suoi studenti, lo riempì fino all'orlo di sassi di grandi dimensioni, e poi chiese ai ragazzi se secondo loro il vaso era pieno.

"Sì, certo" risposero gli studenti. Il professore sorrise; poi prese della ghiaia da un recipiente e la versò nel vaso, scuotendolo fino a riempire tutti gli spazi tra i sassi. A quel punto domandò nuovamente alla classe se il contenitore era pieno.

Sorprendentemente, gli studenti, per assecondare l'insegnante, gli risposero di no. Allora egli versò nel vaso anche della sabbia, che scese in fondo fino a riempire gli spazi vuoti tra i sassi e la ghiaia. E ancora una volta si rivolse agli studenti chiedendo se secondo loro il contenitore era pieno. Sapendo già quello che avrebbero risposto, iniziò a riempire il vaso con l'acqua e ripeté la domanda. E tutti risposero urlando: 'Sì, ora è pieno!'

Morale della storia: Devi mettere al loro posto innanzitutto i tuoi sassi (le priorità), o rischierai di non riuscire più a farli entrare nella tua vita.

Tuttavia, **poiché per le persone con ADHD definire le proprie priorità può essere veramente difficile, non esitare a chiedere aiuto.** Ci sono molti modi per farlo. Dipende dalla tua gestione personale. Come sempre, un coach ADHD può essere veramente un valido aiuto. Ma anche un compagno di ADHD, o gli amici e i familiari che hanno una naturale propensione alla priorizzazione, o hanno imparato a farlo. Perfino i **libri sulle tecniche di goal setting** possono essere molto validi. Se non ti trovi a tuo agio con i libri, **prova con gli audiolibri, i podcast, o gli interventi sul sito TED (TedTalks) che riguardano la priorizzazione** o il goal setting. **Se poi internet ti intimorisce, trova qualcuno che ti possa dare una mano ad usarlo.**

Distrarsi e divagare

Ti capita mai di non riuscire a scacciare una canzone che continua a girarti nella testa?

Lo stesso succede quando il tuo cervello è connesso in modo ossessivo a tutte le questioni che hai in sospeso. Quando sai che devi ricordarti qualcosa, o quando hai un'idea da realizzare, ma non sei ancora riuscita a fare nulla al riguardo, si crea come una spirale nella testa che ti tormenta e congestiona tutti i tuoi pensieri.

Allora potresti provare a **salvare tutti questi pensieri in un luogo sicuro dove puoi accedere in un momento successivo**. In questo modo libererai la tua mente, che potrà quindi prestare attenzione a tutte le altre cose che sono presenti nel tuo orizzonte e che avevi perso di vista.

Sarà un po' come il tuo *Sistema di Salvataggio Dati*, e dovrà essere uno strumento che porterai sempre con te, dove potrai aggiungere via via altre informazioni o recuperarle senza fatica. Per me ad esempio questo sistema ha a che fare con le parole. Per farlo, utilizzo **un taccuino.** Sulla copertina di ciascuno di questi taccuini metto la data (utilizzando il nastro adesivo o una bella etichetta fatta a mano). La tengo sulla mia scrivania o nella mia borsa, e ci scrivo tutto, proprio tutto. Indipendentemente da quanto disordinato possa essere, ci scrivo quello che mi ha detto il tipo di Sky al telefono, i numeri di cellulare, gli appuntamenti, i titoli dei film o dei libri che mi interessano, il sito web di cui ho sentito parlare, insomma proprio tutto. **Un altro aspetto fondamentale dell'uso del taccuino, consiste nell'aprirlo più volte al giorno e guardare quello che hai scritto.** Se non lo fai, ti troverai ad iniziare a scrivere note in altri posti e ad abbandonare l'idea stessa. Io di solito, periodicamente, passo anche in rassegna l'intero taccuino, e trasferisco le informazioni importanti in altri posti più circoscritti, come il computer, il cellulare, la rubrica cartacea o il calendario. Ma anche se non faccio questo passaggio di trasferimento di tutte le informazioni, ho comunque la certezza che sono sempre lì nel mio taccuino, e che posso tornare a consultarle quando voglio. Quando finisco un taccuino, ne inizio uno nuovo ma tengo il vecchio. Ricordati che funziona solo se lo usi sempre, veramente sempre. Quindi ogni volta che hai bisogno di annotare qualcosa su un pezzo di carta, scrivilo invece nel taccuino.

Se poi per te il taccuino non funziona, **potresti provare con un'app di blocco note sul tuo smartphone, che permette di trasferire i dati anche sul tuo computer**. Ad esempio l'app Mac Notes ti permette di aggiungere qualsiasi cosa, sia dal tuo smartphone che dal tuo computer Mac – e il cloud poi sincronizza tutto. Sono sicura che ogni computer ha delle app simili, come ad esempio Google docs.

Se invece sei una persona visiva, **puoi 'catturare' le idee con la macchina fotografica che trovi nel tuo smartphone. Questo aggeggino è fantastico per fissare le informazioni**: in un attimo puoi fare la foto di una nota scritta, di un biglietto da visita o di una poesia che ti piace e che trovi in qualche libro. Puoi anche provare ad usare Pinterest: è un'app che ti permette di caricare immagini di cose che vuoi ricordare; e puoi anche classificarle a seconda dell'oggetto, fare una ricerca per nome, e renderle private, così nessuno può vederle tranne te.

Se poi hai l'abitudine di pensare a voce alta, puoi usare le **note vocali**. Google Voice può addirittura trascrivere quello che dici e salvarlo direttamente nel tuo sistema di archiviazione online. Se ti piacciono tutte queste opzioni, un programma come Evernote può raccogliere molti format differenti. La cosa più importante è che tu riesca a trovare il tuo metodo e che ti fidi di quello che hai scelto. E se riuscirai a fidarti del tuo metodo, vedrai che il suo utilizzo ti farà sentire meglio.

Difficoltà a portare a termine le cose e a mantenere la motivazione

Molte di noi spesso non riescono a portare a termine un progetto, anche se magari il giorno prima ci aveva entusiasmato tanto. Qualunque sia la ragione, abbandonare ripetutamente i progetti già iniziati rende veramente difficile credere di essere in grado di fare qualunque cosa – ed intacca la nostra autostima. Che è appunto fondamentale per riuscire a portare a compimento qualsiasi cosa.

Un motivo ricorrente che solitamente porta all'abbandono di un progetto è proprio il venir meno dell'entusiasmo. Per questo è necessario escogitare un modo per trovare e mantenere la motivazione e la concentrazione, ma anche il coinvolgimento e lo stimolo. Ascoltare la musica può aiutare molto. Ad esempio, prova a fare una compilation di canzoni che ti sollevano l'umore, e mettiti all'opera.

Personalmente, **trovo utile impostare un timer per un breve periodo** – ad esempio per un tempo di otto minuti. A me aiuta ad iniziare qualcosa che non ho voglia di fare. Dico a me stessa che farò quella cosa solo per otto minuti, perché pensare ad un limite di tempo breve diminuisce la resistenza ad iniziare. E poi, più spesso di quanto io creda, una volta che il tempo è finito, sono bella che presa e ho voglia di continuare quello che sto facendo. Invece, se non ho voglia di continuare, ho comunque mantenuto la parola con me stessa e mi fermo (in questo modo mi fiderò di me stessa la prossima volta che voglio utilizzare un timer). **Per poter portare a termine certi lavori, come ad esempio le faccende di casa, ahimè, sfrutto la mia naturale inclinazione a saltare da una cosa all'altra.** Nel passato ho lavorato molte volte come cameriera e me la cavavo bene! Ero veloce, veramente veloce! Questo è un tipo di lavoro con tante urgenze: porta questo a un cliente, porta quello a un altro! Sei così occupata che voli da una parte all'altra del ristorante, ed ogni passo è importante: se ti hanno chiesto una porzione di maionese e stai andando verso la cucina, nel frattempo, lungo la strada raccogli tutti i piatti sporchi. Poi in cucina, mentre prendi la maionese, afferri il piatto del contorno che sai che servirà al tavolo 5 quando sarà ora della prossima portata. Nel tragitto, nel consegnare la maionese e il contorno, ti fermi per chiedere se al Tavolo 4 sono piaciuti gli antipasti.

Io utilizzo lo stesso modo per riordinare la casa: con la musica a tutto volume, salto da una stanza all'altra. Ad esempio, inizio prendendo la biancheria dalla lavatrice. Mentre sono lì, prendo qualche asciugamano che va nel bagno del piano superiore. Una volta che sono su, mi accorgo che l'armadietto degli asciugamani è in disordine, così lo svuoto e lo metto in ordine. E siccome mi piace come mi fa sentire vedere l'armadietto sistemato, mi sento motivata a pulire anche i cassetti del bagno, e lo faccio. Poi, dato che ho in mano lo straccio che ho usato per pulire i cassetti, do una lavata anche alla vasca e al lavandino. Mentre porto giù il cestino della carta per vuotarlo, afferro un paio di forbici che appartengono alla cucina e le metto al loro posto. Infine, una volta in cucina imposto il timer per otto minuti e inizio a pulire. Ho anche messo a punto una regola per sistemare la cucina che per me funziona (e potrebbe essere tremendamente ovvia per chi non ha l'ADHD!). Indipendentemente da quanto tempo dedicherò alla pulizia della cucina, inizio sempre togliendo i piatti dallo scolapiatti o dalla lavastoviglie e li metto al loro posto, così avrò sempre lo spazio per mettere le stoviglie sporche successivamente. Mi basta anche fare solo queste due cose, e lasciare la cucina così. Poi, se faccio in tempo, inizio perfino a lavare i piatti. Se il timer suona prima che io abbia finito, posso decidere se impostarlo per altri otto minuti e quindi continuare, oppure no. Quando la cucina è finita, se ho voglia di andare ancora avanti, afferro alcune riviste che sono sul tavolo e le porto al piano superiore, dove ce ne sono già altre, accatastate in una pila. In questo modo finisco per avere fatto molte cose; devo solo stare attenta a non gettare nulla di importante in questa mia sorta di quasi ossessione!

Creare una connessione con qualcuno prima di iniziare un qualsiasi progetto è un altro modo che può aiutare a prevenire la tendenza ad abbandonare. Fai una telefonata veloce ad un amico che capisce il tuo problema dell'ADHD, o al tuo compagno di ADHD. Riferisci che stai per iniziare il tuo progetto e che lo chiamerai quando avrai finito. Poi chiamalo quando hai terminato. Questa tecnica è chiamata *bookending* e si è rivelata molto produttiva. Per molti di noi, **connettersi con gli altri, anche per un breve momento, solleva lo spirito e aiuta ad andare avanti**. Raccontare a qualcuno quello che hai intenzione di intraprendere, ti mantiene responsabile e ti dà la sensazione che qualcuno è assieme a te, nel tuo progetto. Chi soffre di ADHD risponde decisamente bene a supporti tangibili come questi.

Anche **postare immagini, citazioni e messaggi positivi che ti possano ispirare** è un sistema molto utile. Puoi farlo sulla carta, sul cellulare o al computer, o su tutti questi supporti contemporaneamente.

E' di fondamentale importanza comprendere ed accettare che portare a termine ogni tuo progetto ti condurrà verso il passo successivo e guiderà tutte le tue risorse verso il tuo traguardo. Almeno quasi sempre. Se poi ti rendi conto che non è una buona idea, allora lascia perdere.

Spesso succede che gli impegni urgenti ti distolgano dal tuo progetto. Ma se a volte questi impegni sono veramente urgenti, altre volte sei tu che li percepisci

come tali. L'urgenza è stimolante e facile, perché ti fa apparire in modo chiaro quello che devi fare: andare a recuperare tuo figlio a chilometri di distanza o far sistemare quella spia dell'olio sul cruscotto. Non devi cascarci; o perlomeno prova a rinviare di un'ora... Non dimenticare che il tuo progetto è vitale per il tuo benessere.

A volte può capitare che ritardi nel portare a termine un progetto solo perché ne hai tanti altri in piedi e lo perdi di vista: in questo caso ti potrebbero essere utili i promemoria automatici. Puoi impostare delle notifiche sul calendario del tuo cellulare oppure utilizzare l'invio di mail, o usare dei programmi con gli elenchi delle attività. Alcuni **Strumenti di Acquisizione online, come Evernote ad esempio, prevedono una funzione di promemoria.** Puoi usare questi promemoria anche per tenere viva la motivazione, non solo la memoria – collegandoli ad immagini, frasi significative o messaggi positivi che serviranno a trattenerti dal semplice gesto automatico di rimuoverne le notifiche.

Se preferisci la carta al formato digitale, potresti provare con uno schedario da tavolo vecchio stile. Oppure potresti utilizzare un classificatore con divisore a soffietto espandibile o a cartelle sospese (tipo Esselte), dotato di etichette che segnano i giorni e i mesi dell'anno, dove puoi infilarci messaggi rivolti alla futura te stessa. Ovviamente dovrai ricordarti di controllare il raccoglitore! Ancora una volta, fai in modo che il promemoria sia piacevole e stimolante cosicché quando lo prenderai in mano non lo salterai automaticamente. Anche i calendari con le foto, le citazioni o i disegni animati funzionano alla grande per questo scopo.

Tutte le cose che migliorano la qualità della vita e che ci aiutano a raggiungere i nostri obiettivi non sono sempre così ovvie: la crescita personale, la cura e la consapevolezza di se stessi, ma anche l'attenzione alla gentilezza, il desiderio di apprendimento, l'espressione creativa e le relazioni profonde. Imparare a motivare se stessi sarà utile in tutti gli aspetti della vita.

Perdere le cose

Quando lavoravo nel teatro, mi piaceva guardare il direttore artistico preparare il materiale di scena per la rappresentazione. Di solito disponeva tutto sopra un lungo tavolo e segnava ogni cosa con un nastro adesivo colorato. Ogni modellino aveva la sua etichetta: 'Lettera - Atto I', 'Rosa - Atto II', 'Revolver - Atto III', e anche un suo spazio dedicato e specifico, perché l'assenza di un oggetto scenico avrebbe mandato all'aria tutto lo spettacolo.

Immagino che tu non abbia nessuna intenzione di coprire il tuo tavolo con lo scotch, ma potresti **dedicare e assegnare uno spazio ai tuoi oggetti vaganti**. Allora quando capiterà che "fuggono", sarà semplice riportarli là dove appartengono. Vedrai che con il tempo impareranno ad amare la loro casa e a restarvi più a lungo. Io ad esempio, dopo aver perso il mio cellulare svariate volte, ho deciso che il suo posto doveva essere nella taschina di una borsetta a tracolla. All'inizio ci ho messo un po' per ricordarmi di riporlo sempre lì, ma ora ci ho fatto l'abitudine; e quando mi sembra di averlo perso, lo ritrovo sempre lì, nella sua taschina. Ora come ora, quando devo comprarmi una borsa nuova, la cerco sempre con uno scomparto per mettere il mio cellulare. Per me ormai è diventato di fondamentale importanza.

Ci sono momenti in cui ti trovi a dover decidere per

ogni calzino disperso o per ogni pezzo di carta che raccogli, e tutto diventa così faticoso... E' il momento in cui ti senti sovraccarica, quando nella casa regna il caos, e non riesci a trovare più nulla. Cerca allora di prendere queste decisioni prima, così quando ti capita di dover raccogliere qualcosa non devi pensare a dove deve andare.

Ci sono oggetti che hanno un'unica funzione e un proprio luogo di utilizzo, come ad esempio il perforatore a tre fori o la spugna da doccia esfoliante. In questo caso te ne servirà solo uno, ed "abiterà" in un luogo dedicato.

Invece, per le cose che usi in diversi luoghi e per molti scopi, compra dei duplicati e tienili nei posti dove ne fai uso – come i prodotti per la pulizia, i biglietti da visita, o le penne. Molte persone, ad esempio, acquistano diverse paia di occhiali da vista, e ne tengono uno in ogni stanza della casa.

Una piattaforma accanto alla porta d'ingresso, dove raccogli tutte le cose che vuoi ricordarti di portare con te al momento di uscire, può funzionare alla grande. Anche se c'è chi, come ad esempio una mia amica, sarebbe capace di passarci davanti senza neppure notarlo. Lei perciò, di solito, **attacca degli elenchi con il nastro adesivo proprio sulla porta d'ingresso oppure appende un sacchetto alla maniglia**.

Potresti poi **creare una tua pianificazione che preveda di fare le stesse cose ogni settimana, alla stessa ora**. Questo creerà una routine, una serie di azioni abituali e misurate che si susseguiranno in modo quasi naturale, garantendo una manutenzione ordinaria che terrà lontano il disordine, purtroppo sempre in agguato. Una routine molto semplice potrebbe essere quella di pulire la casa, il bagno o fare le lavatrici ogni settimana nello stesso giorno.

Facciamo un esempio: io di solito ho degli impegni ogni domenica, martedì e mercoledì. So che in quei giorni sarò fuori casa e in una certa parte della città, quindi cerco di mettere insieme le commissioni da fare nelle vicinanze e in corrispondenza di quegli appuntamenti: la banca, la pescheria, il fruttivendolo. Poi il mio Sistema di Salvataggio (quindi il mio taccuino) mi ricorda quello che devo comprare o fare quando sono lì, così sono a posto.

Questa organizzazione mi fa sentire bene e rende più

facile decidere come pianificare anche altre eventuali attività in base all'agenda che ho messo a punto.

Una routine settimanale ha anche l'effetto di diminuire le preoccupazioni e le distrazioni. Così quando mi accorgo che c'è qualcosa da fare, sono in grado di capire abbastanza facilmente quando avrò il tempo di occuparmene.

Iniziare è facile. Semplicemente prendi nota dei tuoi abituali impegni sociali, solitamente sono gli impegni che mantieni con maggiore regolarità: lezioni, scadenze, eventi sociali. Pensa a dove sarai, a come ti sentirai, e a cosa potresti aggiungere quando ti troverai lì, qualunque sia il luogo.

Prima che tu te ne renda conto, sentirai che le tue routine quotidiane e settimanali si riveleranno per te un grande aiuto.

Il ritardo cronico

Ho un'amica, una donna d'affari di successo, che è sempre in ritardo. Mi è capitato di vederla in azione, ed è incredibile. Magari siamo di corsa per arrivare ad un evento a cui entrambe teniamo, quando lei, all'improvviso, decide che vuole un bel tè freddo con limone. In quel momento è come se lei entrasse in un'altra dimensione, dove il tempo non esiste: mentre con noncuranza osserva il suo bravo spremiagrumi che spreme il limone, si mette a cercare la sua tazza da asporto preferita, verosimilmente dimenticando che anche il nostro tempo si sta stringendo, un po' proprio come sta succedendo a quel limone.

Alcune persone rifiutano l'utilizzo del timer, perché si sentono stressati e pressati. Ma perdere la cognizione del tempo implica non completare i lavori e non rispettare le scadenze, come per esempio andare a prendere i bambini a scuola. Questo è estremamente stressante e può avere conseguenze spiacevoli anche sulle persone a cui teniamo.

Dimentica il timer del tuo cellulare, **investi in un orologio che preveda allarmi e timer multipli e impara il modo più facile per usarlo.** Se sei come me, presto imparerai ad amarlo.

Quando inizi un'attività che ti prende - che sia un lavoro

creativo o la pulizia degli armadi – impara a stabilire quando vuoi fare una pausa. Anche se hai tante ore di lavoro davanti a te, fare delle pause regolari mantiene il corpo sciolto e la mente fresca. Dieci o quindici minuti ogni ora è una buona regola generale, quindi imposta il tuo timer ad intervalli di 45 minuti. Quando scatta, fai un po' di stretching, bevi un po' d'acqua, e controlla la tua lista di cose da fare. Il tuo rendimento salirà alle stelle. Però ricordati di monitorare anche la durata delle pause!

Quando devi uscire per partecipare ad una riunione, **imposta l'allarme in modo da avere del tempo in più.** Prova a settare il timer non per il momento in cui devi uscire, ma per il momento in cui devi iniziare a prepararti per uscire. Ti potrai concedere di fare quello che vuoi fino al momento in cui l'allarme suona. Allora sarà il momento di cominciare a prepararti. Troverai questa concessione così liberatoria che comincerai ad amare veramente l'uso del timer.

Per tutte quelle faccende ordinarie più temute, come le pulizie di casa, i lavori di archiviazione, le scartoffie varie o anche l'attività fisica, utilizza il tuo timer per motivarti. Riproduci musiche motivazionali (bastano anche pochi minuti) o fai un gioco che ti aiuti a darti il tempo. Non dimenticare poi di festeggiare le tue vittorie.

Esistono anche molte app che offrono programmi di allenamento che addestrano all'interval training (allenamento ad intervalli) o alla semplice routine – devi solo seguire la voce gentile che ti accompagna. Se sei come me, l'allenamento diventa più piacevole quando non devi pensarci tu.

Sei pronta a progredire? Alcune app (come "Supersets" ad esempio) ti aiuteranno a dare una carica extra alla tua giornata. Controlla la tua to-do-list (lista delle cose da fare). Alcuni lavori richiedono una maggiore concentrazione, altri possono essere fatti a piccoli blocchi, quindi utilizza i compiti brevi come pause dai lavori più impegnativi. Pensa all'importanza di creare una routine e di alternare attività che richiedono maggiore energia a quelle ad energia più bassa, per raggiungere il massimo risultato.

Difficoltà a prendere decisioni e a scegliere

Fare qualcosa implica sempre una scelta. Prendere un

tè o un caffè? Iscriversi ad un master? Studiare una lingua o imparare la chitarra? Diventare genitore o restare senza figli? Quando ti senti bloccata, anche le decisioni più semplici diventano difficili, tanto quanto quelle importanti.

La difficoltà a prendere decisioni è alla radice di molte delle sfide che deve affrontare chi soffre di ADHD. Spesso infatti è proprio una decisione o una serie di decisioni che ci impediscono di portare a termine un'attività – anche se in quel momento non ne siamo consapevoli. Perché anche quando sappiamo cosa vogliamo, dobbiamo comunque pensare a come fare a realizzarlo – ed ecco che ci si presenta un intero albero decisionale di opzioni e possibilità!

Immagina di voler montare delle mensole. Inizi con il radunare tutti gli attrezzi, compreso il rilevatore di cavi elettrici di tuo marito (che in realtà non sai come si usa, e questo già inizia a far vacillare il tuo percorso mentale). Allora, pensando anche ai buchi dei chiodi che dovrai rattoppare al momento del trasloco, cominci a chiederti se vale la pena mettere le mensole. E a proposito, ma hai intenzione di rinnovare il contratto di affitto? E ancora, ma qual è la parete migliore per montarle? E così via. Tutte queste questioni possono emergere in modo non consapevole, ma ti mettono in una stato di blocco mentale destinato ad aumentare sempre di più. E intanto le mensole restano lì.

La semplice e antica tecnica **dell'elenco dei pro e dei contro prima di decidere qualcosa** è **sempre molto utile.** Allora, prendi un foglio di carta e scrivi sulla parte sinistra i pro e sulla parte destra i contro. Parti con i *pro* e scrivi tutti gli aspetti positivi che secondo te potrebbero derivare dal fare la cosa in questione. Prenditi del tempo per farlo, e pensaci bene. Poi, sotto la colonna dei *contro*, elenca tutti gli aspetti negativi. Spesso questo procedimento aiuta anche a fare chiarezza su ciò che si vuole veramente fare.

Nel frattempo è sempre utile anche **confrontarti e condividere le tue sensazioni con qualcuno di cui ti fidi**. Gli altri potrebbero essere in grado di vedere qualcosa che tu non riesci a vedere, darti una mano ad organizzare i vari passaggi, o sollevare dubbi che non avevi considerato. Tutte le persone che ci appoggiano possono aiutarci a fare chiarezza. Non devi sostituire l'opinione degli altri alla tua, ma la tua reazione favorevole o meno ad un consiglio dato potrebbe anche aiutarti a fare luce sui tuoi desideri.

Ad esempio, io sono fortunata perché ho una cara amica particolarmente equilibrata nel prendere decisioni e nel trovare soluzioni. Una volta le ho inviato un messaggio per chiederle aiuto perché dovevo decidere tra l'iPhone 6 o il Plus, e lei mi ha risposto: "Fai una lista dei pro e dei contro, ma ricordati che sarai comunque insoddisfatta con entrambi, perché nulla sarà mai perfetto". Era un consiglio molto semplice, ma ne avevo bisogno e mi ha aiutata.

Questa tecnica del crowd-sourcing anche per le decisioni minori rappresenta un modo divertente e produttivo per usare la rete dei social media. Chiedere ai tuoi amici di intervenire su questioni su cui devi decidere può essere utile.

Creare connessioni, comunicare, parlare delle nostre sfide con le persone di cui ci fidiamo rafforza le amicizie autentiche. E se è vero che dare un aiuto fa bene a chi lo riceve, è altrettanto vero che fa bene anche a chi lo dà.

Sentirsi sovraccariche

Penso di non sbagliare dicendo che la maggior parte

delle persone, quando entrano in un bar, si concentrano prevalentemente sull'obiettivo di trovare un tavolo libero. Ovviamente, anche se dipende dalla persona, danno anche uno sguardo alla vetrinetta della pasticceria, al barista e cercano anche di individuare dove inizia la fila per sedersi.

Anche molte delle persone che soffrono di ADHD se entrano nello stesso bar nei primi due minuti scorgono le stesse cose; ma anche *molto* altro: una giovane coppia al primo appuntamento, una donna più vecchia e single che sta leggendo Shakespeare, la scena in cui il barista ha trattato in modo scortese il cliente di fronte a lui e lo sguardo di disapprovazione del titolare, il pavimento recentemente rinnovato, la ragazza depressa con il bimbo, il riscaldamento del locale che non funziona bene; e molto, molto altro ancora.

Questo è il modo in cui funziona la percezione di alcune persone con l'ADHD: vedono tanto. Non è una scelta. E' solo il modo in cui funziona la loro attenzione. E' veloce ed ampia. E non solo….Molti si sentono anche spinti a dover rispondere in qualche modo a tutto ciò che vedono. Questo sovraccarico di sollecitazioni porta a sentirsi sotto pressione. E restare concentrati sull'attività del momento diventa un lavoro vero e proprio.

E stiamo solo parlando di prendere un caffè al bar. Devi pulire il tuo garage o occuparti delle tasse? Beh! E' veramente troppo, perciò meglio chiudere con tutto. Allora tutti quei lavori stressanti e in sospeso si accumulano e creano caos e disordine. E tutto questo ha un costo da un punto di vista fisico, finanziario ed anche emotivo.

Un modo per alleggerire un po' il livello di sovraccarico consiste nel fare quello che potremmo chiamare *scarico della mente*. Prendi il tuo taccuino (o qualsiasi altra cosa simile su cui scrivere) e semplicemente riempilo con tutte le cose che pensi di dover fare, quelle che vorresti fare e infine quelle che è necessario fare. E non importa se sono così diverse tra loro, come ad esempio ritirare la biancheria in lavanderia o cercare un parente lontano. E scrivi. Continua a scrivere. Scrivi ogni cosa, anche la più piccola, proprio qualunque cosa che ti pesa addosso.... Non fermarti finché semplicemente non ti viene in mente altro. Personalmente, lo ritengo un grande sollievo di per sé. Ma puoi fare di più; puoi rivederlo in un secondo momento, controllando cosa nella lista è necessario fare prima, quali sono gli obiettivi a lungo termine, in cosa hai bisogno di un aiuto supplementare, ecc Puoi fare questo *scarico della mente* ogni giorno, oppure una volta alla settimana o ogni volta che ne senti il bisogno.

Per quanto riguarda il tuo carico di lavoro, cerca di essere creativa relativamente alle tue risorse. Ad esempio, **prova ad affidare a terzi alcune delle attività** che ti piacciono meno, in modo da poter spendere le tue energie concentrandoti sui tuoi punti di forza. Il tempo e le energie che in questo modo avrai a tua disposizione, e i progressi che raggiungerai, contribuiranno a creare un'organizzazione che favorirà la tua pace interiore e il raggiungimento dei tuo obiettivi finali.

Ad esempio se per te la pianificazione dei pasti è una sofferenza, trova un abbonamento che invii nella tua mail i menù e la lista della spesa.

Se la pulizia della casa e i lavori di giardinaggio sono una costante scocciatura, considera se puoi permetterti un aiuto domestico o il servizio di un giardiniere.

Questo tipo di aiuto non necessariamente deve essere a pagamento. I tuoi figli possono fare qualche lavoretto adatto alla loro età. Anche i più piccoli sono in grado di appaiare i calzini ad esempio. I bambini (anche se non sono i tuoi) amano guadagnare qualche spicciolo per lavori extra nelle faccende domestiche.

Se sei una che fa troppo per gli altri, **imparare a dire di no** può essere salutare e di grande aiuto. Se questo ti risulta difficile, chiedi una mano.

Alcune persone, indipendentemente dal fatto che usufruiscano di un aiuto o meno, si sentono comunque sopraffatte. E' un comune effetto indesiderato della nostra era digitale. **Impariamo l'antica pratica di provare a restare nel presente**. Restare nel presente significa mettersi in contatto in modo consapevole con la nostra attenzione e osservare dov'è focalizzata; e poi gentilmente riprendere il focus, per osservare quello che stiamo effettivamente facendo in quell'istante. Ad esempio, se stai ordinando un caffè al bar, prova a concentrarti sulla ragazza che ti sta servendo: guardala negli occhi, sorridi, respira, e prendi consapevolezza che sei lì al bancone del bar! Oppure se stai lavando i piatti, osserva le tue mani, poi l'acqua, senti il suo calore, e respira. Ripeti mentalmente: io sono qui. Questo tipo di pratica viene chiamata *mindfulness*. Quest'esercizio rappresenta per quasi tutti - insegnanti di meditazione, monaci, ma anche gente comune - una meravigliosa sfida che dura tutta la vita. Ma per alcune persone con ADHD può essere doppiamente difficile. E quindi doppiamente gratificante!

Qualsiasi tipo di **meditazione aiuta** a calmarci ed allevia lo stress del sentirsi sopraffatti. **Ma se trovi che la meditazione sia per te impegnativa, lascia perdere. Allora, siediti per conto tuo in un posto tranquillo** per uno, cinque o dieci minuti. Questa calma comunione con te stessa ti aiuterà a raggiungere una profonda consapevolezza e a capire dove la tua attenzione è focalizzata. Se riesci a mantenerla, ti aiuterà a sviluppare la concentrazione e a ricordarti di 'tenere la testa dove sono i tuoi piedi', anche solo per qualche minuto alla volta. Qualche minuto alla volta è già moltissimo, e ti aiuterà immensamente.

Esistono molti libri, podcast e video su YouTube, sulla mindfulness e altre forme di meditazione, che ti possono essere utili. Anche scrivere in un diario può essere di grande aiuto. **Una volta che inizierai** un percorso, qualunque esso sia, ti accorgerai che salteranno fuori quasi automaticamente mille altre risorse.

L'impulsività

Per noi ADHD non è solo una questione di vedere e sentire tanto, ma anche di reagire a tutto ciò che ci circonda. Certo, la nostra straordinaria curiosità per tutto ciò che è nuovo può essere veramente elettrizzante! Ma questa eccitazione istantanea talvolta è tale da farci fare cose senza pensare alle conseguenze: invitare qualcuno a cena, inviare una mail dicendo cose che vorremmo non avere detto, o comprare un cucciolo! Ad esempio, per me il caffè del mattino è il momento di maggiore impulsività. Quindi ho imparato che non devo prendere alcuna decisione, se non più tardi durante la giornata. Ma questo da solo non mi assicura che non farò comunque qualcosa di impulsivo.

Ogni situazione racchiude in se' mille possibilità ma, anche se ci sembrano così intriganti, non tutte sono vantaggiose o utili! Ogni idea, sensazione, persona e opportunità può innescare in noi ADHD un'appassionata curiosità, ma anche forti reazioni. Il risultato? Spesso portano solo a perdita di tempo, eccesso di peso, difficoltà finanziarie o parole che non possiamo cancellare.

La forza di volontà è una *merce limitata*. Dire di no in modo consapevole ad impulsi non utili comporta la fatica di decidere. Con il passare del tempo, questo sforzo mentale rischia di compromettere il raggiungimento del nostro obiettivo, come il saper gestire il nostro tempo, concludere la parte più difficile di un lavoro, o anche solo riuscire a mettere giù la vaschetta del nostro gelato preferito. Perciò quando non sei in preda ad un impulso, **stabilisci dei limiti ragionevoli e collocati in un percorso di giuste scelte per te stessa**, in modo da non doverti trovare costantemente nella situazione di dover affrontare e rifiutare le tentazioni.

Quando i social media o internet ti chiamano, **installa un software di blocco**. Ci sono molte app in grado di disattivare determinati siti – o la stessa connessione alla rete internet – secondo una tempistica programmata.

Nel caso in cui il tuo ambiente lavorativo sia rumoroso o movimentato, **prova le cuffie antirumore, oppure una colonna sonora con suoni di rumore bianco**. Ad esempio, a me piace usare **la *musica binaurale***, che pare sia in grado di sincronizzare le onde cerebrali allo stato di concentrazione. Non ci sono prove scientifiche al riguardo, però a me aiuta molto.

La vista del disordine e di attività incompiute, ci possono portare fuori strada. Libera la tua postazione di lavoro quando è ora di concentrarti, anche se questo significa spazzare via tutto in un cestino, per affrontarlo in un momento successivo.

Se le tue voglie improvvise rischiano di far saltare i tuoi propositi di una sana alimentazione, prepara prima gli spuntini della tua giornata e prevedi una distanza fisica tra te e il cibo spazzatura. Quando iniziai a lavorare da casa, avevo collocato in cucina una scrivania per lavorare in piedi. In poco tempo misi su quasi 5 chili. Ora la mia postazione di lavoro si trova in una camera sul retro della casa, così non mi capita più di fare spuntini senza pensarci.

Ricordati di fare in modo di rendere semplici i comportamenti desiderati, e difficili quelli non desiderati.

La procrastinazione: non riuscire a fare qualcosa, qualunque essa sia

Tutti in qualche modo tendiamo a procrastinare, ma alcuni di noi hanno tempi veramente lunghi e apparentemente incomprensibili per mettersi a fare certe cose. Questo è tristemente frainteso come una questione di poca forza di volontà da coloro che non hanno avuto il tempo e il modo di informarsi sull'ADHD. Ma la forza di volontà non c'entra proprio. E' un problema nel cervello stesso, che ha a che fare il suo sistema gestionale.

Ad esempio, per quanto mi riguarda, possono passare settimane intere prima che mi metta a fare qualcosa relativamente ad una di quelle cose che ho identificato come una mia priorità, qualcosa che per me è veramente importante. L'ho scritto nel mio taccuino, ci ho pensato molte volte, eppure ogni giorno passa senza che io faccia nulla. Con il trascorrere del tempo, vedo il mio impegno come un'immagine distante. Semplicemente, **le mia capacità di concentrarmi su di esso da una parte, e di passare all'azione dall'altra, non riescono a mettersi in collegamento**.

D'altra parte invece, riesco facilmente a muovermi tra le attività e compiti che mi piacciono.

Questo è probabilmente l'aspetto dell'ADHD di più difficile comprensione. "Certo," penserà chi dell'ADHD non sa nulla, "semplicemente non ha voglia di fare la parte più dura! Neppure io vorrei, ma lo faccio e basta!"
Non riuscire ad attivare il focus della nostra attenzione e semplicemente *partire* è veramente faticoso e causa una tendenza alla procrastinazione, che si rivela dolorosa e ansiogena e ci pesa molto.

Molti sono i fattori associati alla procrastinazione. Ma questo può essere solo una buona notizia, perché significa **che possiamo contare su molte tecniche in grado di spezzare la rete dei comportamenti che ci tengono bloccate.** Quasi tutti gli strumenti di cui si parla in questo libro aiutano a gestire la procrastinazione, sia direttamente che indirettamente. E' un po' come una reazione a catena. Quello che intendo dire è che mentre metti in atto e implementi le strategie per imparare a gestire meglio una particolare sfida associata all'ADHD, diventerà più facile gestire anche le altre, compresa appunto la procrastinazione.

La saggezza popolare suggerisce che è bene ricompensare se stessi quando si raggiunge un obiettivo. Sarebbe fantastico, ma purtroppo per la maggior parte degli ADHD, nel caso di un compito noioso e stressante, quello che appare chiaro davanti a noi, è più l'impegno che il guadagno, che invece ci sembra così astratto e lontano nel tempo. Allora **prova ad usare la tua creativit**à **per rendere quel compito gratificante!** Come dice Mary Poppins "basta un poco di zucchero e la pillola va giù". Per quanto noioso o emotivamente carica possa essere un'attività, c'è sempre un modo per addolcire la faccenda, attivare il focus della tua attenzione e affrontare la tua inerzia.

Durante un'attività **di routine, cerca di mantenere la stimolazione con la musica, un audiolibro o un podcast. Oppure chiama un amica/o** per parlarne. Se il supporto relazionale per te è utile, **chiedi ad un amica/o di sedersi con te, oppure stabilisci degli appuntamenti fissi con un** *compagna/o di avventura.*

Sei dotata di cinque sensi e hai mille modi per abbinarli alle tante attività. Non avere paura di sembrare stravagante! La ricompensa per il tuo lavoro può essere qualsiasi cosa: il tuo tè preferito o la tua playlist di musica rockeggiante, mettere i piedi in ammollo o indossare uno stupido cappello. Qualsiasi cosa riesca a mettere un sorriso sul tuo viso renderà più facile iniziare qualunque impresa.

CONCLUSIONI

Ho deciso di scrivere questo libretto nel modo più semplice possibile, pensando che così sarebbe stato un po' più facile, per chi si sente stressato dall'idea di leggere un libro sull'ADHD, aprire una qualsiasi pagina e trovarci qualcosa di utile. Penso sempre che anche un piccolo successo sia una spinta all'incoraggiamento, così ho imparato come le piccole cose fanno le grandi cose. Se trovi un solo strumento in questo libro che per te funziona, ricordati che esistono esperti, clinici, libri, siti web, podcast e articoli che possono approfondire la tua conoscenza pratica al riguardo.

Non avevo mai pubblicato prima su Amazon. Come giornalista, è stato difficile per me credere che il metodo del self-publishing fosse serio (ho sempre pensato che solo una casa editrice o un giornale o una rivista potessero produrre contenuti validi). Ma i cambiamenti che ho visto nell'industria delle riviste e dei giornali nell'ultima decina d'anni mi hanno spinto ad esplorare il Kindle publishing. Ho imparato molto al riguardo e avevo voglia di provare da un po'. Tanto è semplice il risultato finale di questo libro, quanto difficile è stato invece per me credere in questo progetto e continuare a lavorarci, per molte ragioni (molte delle quali sono trattate in questo libro!). Ma mettere *su carta* tutte le difficoltà che ho dovuto affrontare relativamente all'ADHD, mi ha aiutato a capire quanto sia importante portare a termine i miei progetti, soprattutto dopo averli iniziati. E sono felice di averlo fatto, perché il percorso per superare ed affrontare tutte le incertezze sulla realizzazione di questo progetto, mi ha aiutato a spingermi verso nuovi orizzonti. E questo anche quando l'ostacolo maggiore è stato il mio stesso entusiasmo, altalenante e contraddittorio! Non solo.... Anche imparare ad inserire questo libro su Amazon e a commercializzarlo, mi ha aperto la porta ad altre idee su cui ho proprio voglia di scrivere. E questo flusso positivo mi fa sentire bene e fiduciosa.

Ti ringrazio per l'acquisto di questo libro. Se hai voglia, puoi lasciare un tuo commento nel sito di Amazon. Lo apprezzerei molto, poiché maggiore è il numero delle recensioni e delle vendite di un libro Kindle, più alto è il suo posizionamento da parte di Amazon. E più alto sarà il posizionamento di un libro, maggiore sarà il numero di persone che lo vedranno. E più saranno le persone che lo vedranno, maggiore sarà la probabilità che qualcuno faccia il fatidico gesto di cliccare sul magico pulsantino ACQUISTA ORA!

Se vuoi, puoi contattarmi al mio indirizzo email: joan-wilder@gmail.com. Mi farebbe molto piacere conoscere la tua opinione.

Puoi anche visitare il mio blog Help for Women with ADHD su HelpforWomenwithADHD.com per farmi sapere come sta andando.

ALTRE FONTI

Per maggiore supporto potresti trovare utile consultare uno o più dei seguenti libri, siti web o account di social media:

LIBRI

Delivered from Distraction, Edward M. Hallowell and John J. Ratey, Ballantine Books, 2006. Un metodo per affrontare le sfide dell'ADHD, basato sui propri punti di forza, scritto da un pioniere nel campo. Hallowell, che soffre di ADHD, propone una visione compassionevole e positiva di questo disturbo.

Fast Minds, Craig Surman and Tim Bilkey with Karen Weintraub, Berkley Books, 2013. Per comprendere quali sono le proprie caratteristiche più profonde ed imparare a sfruttarle in maniera positiva.

Healing ADHD Revised Edition: The Breakthrough Program that Allows You to See and Heal the 7 Types of ADHD, Daniel G. Amen, Berkley Books, 2013. Questo libro individua e tratta le diverse manifestazioni dell'ADHD, introducendo anche mirati consigli nutrizionali

Queen of Distraction, Terry Matlen - Sari Solden, New Harbinger Publications, 2014. Un bellissimo libro che riporta molte esperienze personali, suggerendo strategie per donne con ADHD. Scritto da una coach ADHD

True Refuge: Finding Peace and Freedom in Your Own Awakened Heart, Random House, Tara Brach, LLC, 2013. Un bellissimo libro, ad opera di un'insegnante e terapista della meditazione *mindfulness*, sulla capacità di restare nel momento presente, sia nella sofferenza che nella felicità.

Radical Acceptance: Embracing Your Life With The Heart of A Buddha, Tara Brach, Random House LLC, 2004. Un altro bel libro di Tara sul risveglio nel momento presente per uscire da quello stato di trance legato alla sensazione di inadeguatezza che molti di noi sperimentano.

SITI WEB, APP E BLOG

Attention Deficit Disorder - Profilo Facebook ufficiale. È un profilo aperto a tutti, ed è un fantastico luogo dove condividere emozioni e strategie per convivere con l'ADHD (in lingua inglese**)**

Kaleidoscopesociety.com
Un sito web con storie scritte da donne con l'ADHD, per donne con l'ADHD. E' anche un profilo Instagram.

Instagram.com/ADHD. problems
Un profilo Instagram, dove trovare materiale molto divertente, utile e spiritoso.

Instagram.com/ADHD_life
Un altro profilo Instagram che contiene idee interessanti

e stimolanti.

Instagram.com/thetruthaboutadhd
Un altro interessante profilo da scoprire

AddConsults.com
È il sito web di Terry Matlen. Terry è una psicoterapeuta, una coach ADHD, e l'autrice del libro *Queen of Distraction*

Flylady.net
È la regina delle mail di promemoria, per imparare ad organizzare la propria vita

ADDitudeMag.com
La rivista ADD-itude offre ogni mese articoli di natura scientifica, ma anche relativi ad aspetti della vita reale che riguardano le sfide collegate all'ADHD.

Evernote.com
'Lo spazio di lavoro della vita', questa app permette di raccogliere note, promemoria e file in molti supporti diversi e di sincronizzarli sul telefono e il desktop.

Tarabrach.com

Sito web con molte piacevoli meditazioni guidate di *mindfulness*. Tara è la fondatrice di *Insight Meditation* con sede a Washington, D.C., ed è anche una terapeuta. (Puoi scaricarlo anche sul tuo smartphone).

NOTE SULL'AUTORE

Come giornalista freelance, Joan Wilder ha scritto centinaia di articoli che spaziano dalle più difficili storie di cronaca – incendi, rapimenti, o politica – ai saggi divulgativi a carattere più narrativo: storie di viaggio, saggi, rubriche e profili vari. La sua produzione è apparsa prevalentemente in riviste business-to-business e quotidiani come *The Boston Globe* (dove ha scritto settimanalmente per più di 10 anni e ancora collabora abitualmente) e 'The Patriot Ledger' – dove ha contribuito in modo abituale e con una certa frequenza per diversi anni.

Attualmente l'autrice scrive occasionalmente alcune recensioni sui ristoranti per 'The Boston Globe', e per molti anni ha scritto una rubrica di gastronomia, dal titolo 'The Dish' per la rivista 'Boston.com'. Ha scritto libri in qualità di ghost-writer, nonché molte proposte editoriali che ha venduto alle principali case editrici; ha inoltre redatto ed editato molti altri tipi di brani: grants, rassegne stampa, newsletter aziendali, siti web, post su blog, brevi storie per libri di consultazione, biografie narrative, e una sceneggiatura per la televisione, dal titolo 'Sex, (no) Drugs& Rock 'n'Roll'.

Se vuoi vedere il recente sito web di Joan, puoi visitare helpforwomenwithadhd.com.

I suoi scritti sulla cucina sono invece raccolti in GlobeSouthDish.com.

Puoi anche trovare Joan nel suo profilo Instagram HelpforWomenwithADHD.

Printed in Great Britain
by Amazon